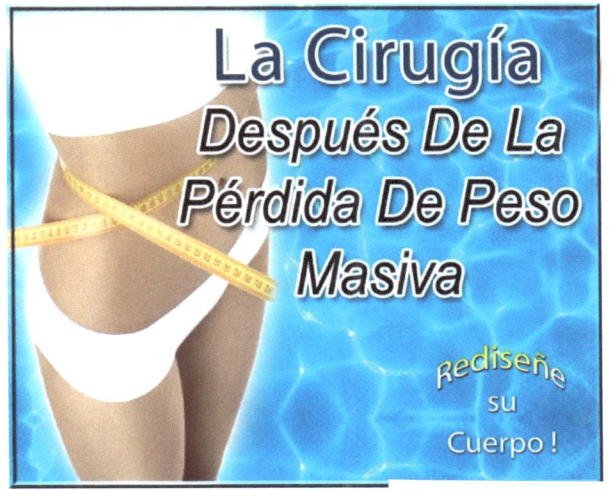

Derechos de Autor © 2010 por el Dr. Anire Okpaku, MD, FACS

Impreso en los Estados Unidos de América

ISBN: 1453818146

CIRUGÍA DESPUÉS

DE LA PÉRDIDA

DE PESO MASIVA

Guía Esencial Del Consumidor

Por el Dr. Anire Okpaku, MD, FACS

Dr. Anire Okpaku MD, FACS

1900 Brickell Avenue
Miami, FL 33129

Llamenos al 305-856-9566 »

TABLA DE CONTENIDO

Introducción

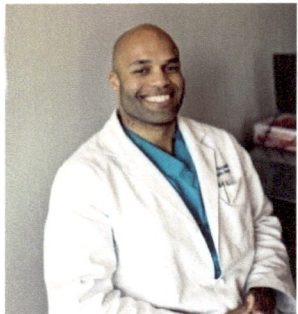

"*Gracias por su interés en nuestros servicios y por solicitar esta guía. Espero que esta información le ayude a aprender más acerca de nuestros procedimientos y para informarle sobre lo que debe esperar con la pérdida de peso y la cirugía. Si tiene más preguntas, por favor no dude en llamar a mi oficina y solicitar una consulta conmigo, mi puerta está siempre abierta.*"

-- Dr. Anire Okpaku, MD, FACS

Los beneficios de la pérdida de peso

Bajar de peso mejorará su salud, vigor, y su disposición mental de muchas maneras. Sólo perdiendo una pequeña cantidad de su peso puede hacer una diferencia en la forma como se siente y se ve. Éstos son algunas de otras formas de pérdida de peso puede beneficiar su salud:

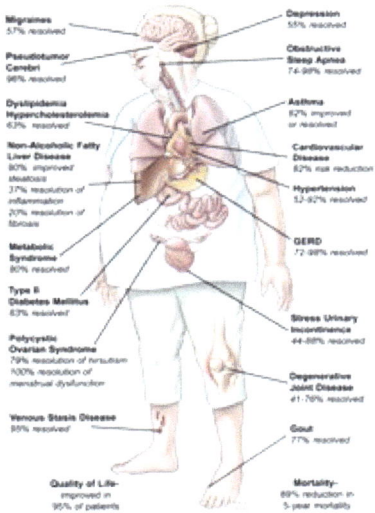

Image source: ASMBS

- Mayor nivel de energía
- Disminución de los niveles de colesterol
- Reducción de la presión arterial
- Reducción de dolores y molestias
- Mejora de la movilidad
- Mejora la respiración
- Te ayuda a dormir mejor y despiertar más descansado
- Prevención de dolor en el pecho angina de pecho causada por la falta de oxígeno al corazón
- Disminuye el riesgo de muerte súbita causada por enfermedades cardiacas o un derrame cerebral
- Prevención de la diabetes tipo 2
- Mejora los niveles de azúcar en la sangre

La lucha contra la obesidad:

De acuerdo con estadísticas federales, casi un tercio (30 por ciento) de los estadounidenses adultos son obesos y más de 5 por ciento son obesos mórbidos. Hoy en día existen opciones para combatir la obesidad que puede conducir a la dramática pérdida de peso:

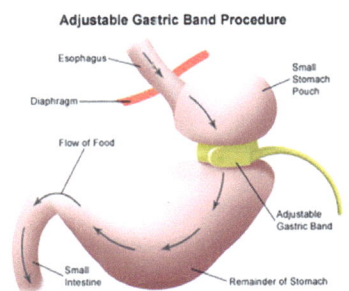

- Nutrición adecuada / El cambio de dieta
- Ejercicio
- Cirugía Bariátrica
  (Bypass Gástrico / LAP-BAND)
- Otras formas de tratamientos médicos

¿Por qué cirugía después de la pérdida de peso masiva?

Una vez que alcance sus objetivos de pérdida de peso, puede encontrar que no tiene la forma y salud que usted esperaba. Después de una pérdida de peso masiva, a la piel y los tejidos que han sido severamente estirada largo de los años, le hace falta elasticidad y no puede reajustarse al nuevo tamaño pequeño del cuerpo. Como resultado, flacidas bolsas de piel pueden formar alrededor de la cara, el cuello y la barbilla, los brazos, espalda, abdomen y la región alrededor de la las caderas, las nalgas y los muslos.

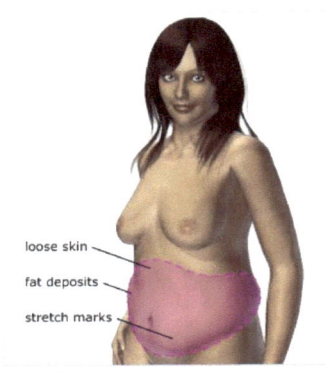

loose skin
fat deposits
stretch marks

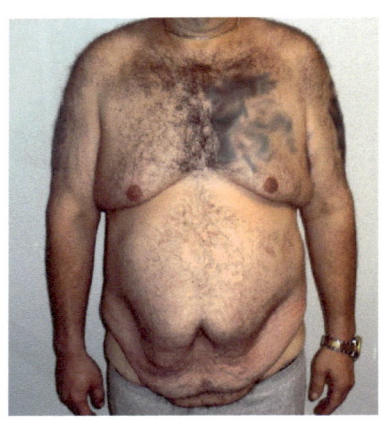

En adicion, la piel flácida que se deja atrás puede causar problemas considerables de higiene, irritación de la piel, degradación de la piel, mal dolor e infección. Esta flacidez de la piel se ve anormal en la mayoría de los casos y se interpone en el camino de las actividades normales o movimiento.

El envejecimiento, el embarazo, algunas enfermedades genéticas de la piel y pérdida de peso también puede resultar en graves tejidos estirados, teniendo en cuenta el cuerpo es un objeto de tres dimensiones. Cuando el problema se extiende por todo el cuerpo, la cirugía del cuerpo puede arreglar los tejidos caídos en todo el cuerpo. La cirugía a menudo consta de varias etapas para hacer frente a todo el cuerpo: parte inferior del cuerpo, del pecho, brazos, levante de muslos, entre otros procedimientos.

Estadisticas:

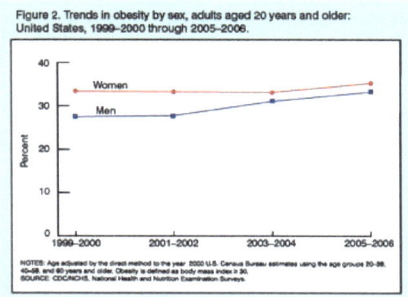

Figure 2. Trends in obesity by sex, adults aged 20 years and older: United States, 1999-2000 through 2005-2006.

Estudios recientes[1] indican que en 2005 solamente, cirujanos plásticos en USA realizaron casi 56,000 cirugías post-operatorias con procedimientos de contorno del cuerpo en los pacientes que se habían sometido a cirugía bariátrica. Para más de 170,000 pacientes obesos que se someten a la cirugía cada año en el Estados Unidos, este procedimiento es el primer paso de nuevo a la salud y a una autoestima positiva..

Una del las opciónes quirúrgicas es una serie de operaciones llamadas "contorno del cuerpo", donde el Dr. Okpaku elimina el exceso de tejido, esculpe y restaura el cuerpo a un nivel más normal, estéticamente agradable, y para la mayoría de los pacientes, se trata de una transformación positiva, una vuelta espectacular hacia la salud y la confianza en sí mismo.

Procedimientos super avanzados como el **Dr. Okpaku's Total Body Lift™** , Corsét Trunkplasty, Abdominoplastia, Paniculectomía y más, son sólo algunas de las nuevas técnicas de cirugías hábilmente realizadas por el Dr. Okpaku para restablecer la normalidad de manera segura y la confianza en sí mismos a sus pacientes agradecidos, después de la pérdida de peso masiva.

1. Medical News Today, Nov 2006

PROCEDIMIENTOS QUIRÚRGICOS BARIÁTRICOS COMUNES:

Senos

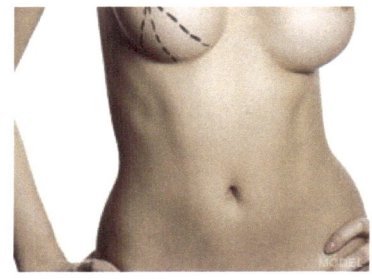

Dr. Okpaku opina que todas las mujeres quieren parecer y sentirse bella. La cirugia cosmética para agrandar los senos permite a las mujeres a hacer cambios duraderos a sus facciones para que puedan recuperar la confianza en su imagen y sentirse cómoda en su cuerpo. El tamaño y forma de los pechos de una mujer a menudo pueden jugar un papel crítico en la auto-estima de una mujer.

Las mujeres que están descontentas con el tamaño de sus senos a menudo pueden sentirse cohibidas o incluso avergonzadas por su apariencia. Ofrecemos una variedad de aumento de seno procedimientos que dan al pecho una forma más equilibrada y simétrica sin dejar de aparecer naturales y hermosas.

Levantamiento de Senos

Una elevación del pecho aumentará y afirma los pechos caídos y planos. Algunos pacientes también requieren los implantes de seno para mejorar su forma y tamaño. Las incisiones se colocan alrededor del pezón, el pezón al pliegue debajo del pecho, y a veces horizontalmente a lo largo del pliegue del seno..

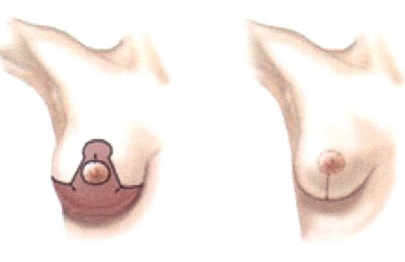

Proceso de Recuperación

En general, las instrucciones post operatorios piden mucho de descanso y el movimiento limitado para acelerar el proceso de curación y reducir el tiempo de recuperación. Las vendas son aplicadas inmediatamente después de la cirugía para ayudar al proceso de curación y reducir al mínimo movimiento de los senos. Una vez que las vendas se quitan, un sujetador quirúrgico especializado tendrá que ser usado por varias semanas. Los pacientes a veces se quejan de dolores asociados con la cirugía. Cualquier dolor puede tratarse con medicación oral. Mientras que las complicaciones son raras, los pacientes pueden minimizar los problemas potenciales con cuidado, siguiendo las instrucciones dadas después de la cirugía.

Reducción de Senos

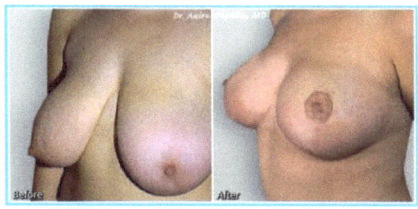

La reducción del pecho (o la reducción mamoplastia) es un procedimiento que da nueva forma a los senos en fin de hacerlos más pequeños, más ligeros, y más firme. La reducción es realizada al eliminar el exceso de tejido glandular, y de la piel. Senos muy grandes pueden causar dolor físico así como emocionales y sociales como la ansiedad. Las mujeres que toman ventaja de este procedimiento de reducción descubren que son capaces de llevar una vida sana y cómoda, además de disfrutar de pechos más proporcionados y un aspecto hermoso.

Razones para considerar una reducción de senos:
• Dolor de espalda, cuello u hombros, causado por los pechos pesados.
• Senos caídos producidos por su gran tamaño.
• Estructura del cuerpo desproporcionado atribuido a los senos de gran tamaño.
• Restricción de la actividad física debido al tamaño y peso de los senos.
• Dolor y marcas del bra, y/o erupciones como resultado de pechos grandes.

Procedimiento General

Las técnicas de reducción de senos varían; Sin embargo, el procedimiento más común implica una incisión que circunda la areola. A partir de la areola, la incisión se esconde y sigue la curva natural debajo del pecho. Luego, el cirujano elimina el exceso tejodi glandular, la grasa y la piel. A continuación, el pezón y la areola se reposicionan a una posición superior y en su lugar por puntos de sutura. Otros métodos incluyen una

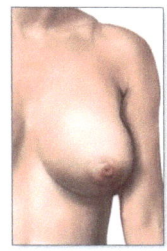

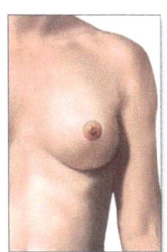

Before   After healing

mastopexia vertical en donde la insicion gira alrededor del pezón y hacia abajo (Lollipop Lift). En ocasiones, la liposucción se puede utilizar para reducir el tamaño del seno. El mejor procedimiento se puede determinar durante la visita de consulta inicial. De todos los procedimientos de cirugía plástica, la reducción de los senos es la más rápida forma de cambio corporal. Los pacientes están satisfechos con la eliminación del dolor físico causados por los pechos grandes, así como un mejor cuerpo con buenas proporciones, una mejor apariencia, y un mejor ajuste de la ropa.

Aumento de los Senos

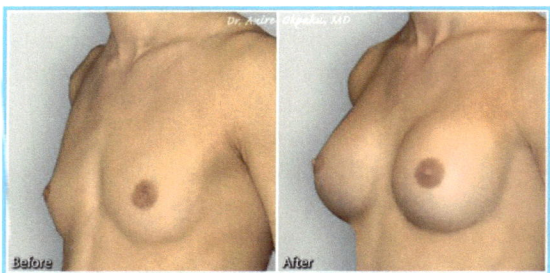

El aumento del pecho, también conocido como mamoplastia, es un procedimiento quirúrgico para acentuar el tamaño y la forma de los pechos femeninos. Mientras que el procedimiento hará que los pechos sean más grandes, la cirugía moverá los senos más cerca o levantara senos caídos. El aumento de senos es una gran ayuda para pacientes que desean un perfil más completo, que han perdido volumen mamario a causa del embarazo o de enfermerdad, o que hayan sido objeto de reconstrucción mamaria y quiere volver a un perfil más natural..

Razones para considerar el Aumento de los senos:
• Mejorar la forma del cuerpo si los senos son demasiado pequeños.
• Aumentar el volumen del pecho después del embarazo y la lactancia.
• Igualar una diferencia de tamaño del pecho para obtener mejor simetría.
• Reconstrucción de senos después de una mastectomía o una lesión.

El aumento del pecho consiste en hacer una pequeña incisión para insertar un implante mamario en el área del pecho con el fin de ampliar el pecho. La cirugía se realiza con frecuencia en un hospital, mientras el paciente está bajo una anestesia general y dormido. Hay varias ubicaciones posibles para la pequeña incision que se utilizará para insertar el implante mamario.

Una técnica común utiliza un incisión en la parte inferior de la mama. Otra técnica, aunque menos de uso frecuente, consiste en realizar una incisión en la axila. Dr. Okpaku han preferido la técnica de hacer una incisión areola inferior. La mejor técnica se decidirá conjuntamente entre el paciente y el cirujano durante la consulta. Durante la cirugía, el tejido mamario se eleva para crear un bolsillo abierto en el tejido del pecho o por debajo de la pared muscular del pecho. Insertando un implante detrás de cada seno puede aumentar el tamaño de los senos de la mujer uno por uno o varios tamaños de brasiere. Los implantes suelen contener un solución salina (similar al agua salada) o gel de silicona, estos dos tipos de implantes estan aprobados por la FDA para la cirugía cosmética. En algunas circunstancias, en particular aquellos en los que existe una asimetría del pecho (tamaño de los senos desiguales), un implante inflable se puede utilizar para permitir al cirujano ajustar el nivel de la inflación hasta alcanzar la simetría y el equilibrio de mama. La cirugía suele durar aproximadamente una hora.

Implantes pectorales para hombres

Ha habido un aumento en el número de hombres que desean mejorar sus cuerpos a través de la cirugía estética. Muchos hombres que no pueden lograr los resultados deseados haciendo ejercicios o no pueden encontrar el tiempo para ir al gimnasio se basan en la cirugía de implantes pectorals para mejorar la apariencia de sus cuerpos.

Otros se someten al procedimiento para corregir defectos tanto congénitos y defectos físicos. Uno de los procedimientos más populares hoy en día entre los hombres, los implantes pectorales son utilizados en forma determinada, para ampliar la parte superior del pecho.

Información general

Los implantes pectorales para hombres son de silicona y se colocan debajo del area pectoral de los músculos. A diferencia de los implantes de pechos de la mujer, que se llenan de líquido, la silicona masculina es suave, pero sólida. La cirugía de implante de Pec se hace generalmente en forma ambulatoria. Al paciente se le permitirá regresar a casa después de la cirugía pero siguiendos instrucciones estrictas de sus cirujanos. Según su propio cuerpo, el proceso de curación puede tomar hasta seis semanas.

Riesgos y complicaciones

Al igual que cualquier otro tipo de cirugías, los implantes pectorales masculinos puede suponer ciertos riesgos. Las complicaciones pueden incluir el desplazamiento de los implantes, infecciones, hematomas, seroma, y entumecimiento del brazo interior. Debido a la tensión puesta sobre los músculos pectorales durante las actividades diarias, hay una probabilidad de que el implante se desplazará después de la cirugía.

Estiramiento del muslo

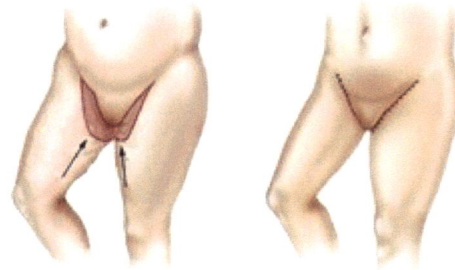

El estiramiento del muslo levanta y aprieta la piel flácida de la cara interna del muslo. Las incisiones se generalmente se coloca en la ingle.

Paniculectomía

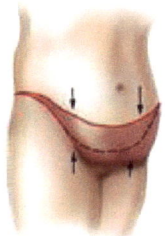 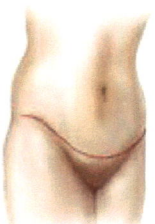

Un pariculectomía se realiza para quitar el pannus colgante, o delantal de la piel, de la parte inferior del abdomen por debajo del ombligo. El exceso de piel y la grasa por encima del vientre botón no se quitan. Un paniculectomía se realiza a menudo en pacientes que están sobrepeso, pero tienen irritación de la piel de su piel colgando. Después de la cirugía, estos pacientes tienen menos problemas en la piel, pero tienen poca mejoría en el contorno de sus vientres.

Abdominoplastia (Tummy Tuck)

Una cirugía de abdomen, o abdominoplastia, es uno de los más comunes de cirugía estética procedimientos realizados. Con frecuencia, factores como los embarazos múltiples y la genética pueden contribuir al desarrollo de la piel floja, los depósitos de grasa y las estrías en el región abdominal. Incluso la pérdida sustancial de peso puede contribuir al desarrollo de la piel floja en el abdomen. Dado que estas áreas generalmente persisten a pesar de una dieta adecuada y ejercicio, pueden hacer el abdomen parecen desproporcionados con el resto de la cuerpo.

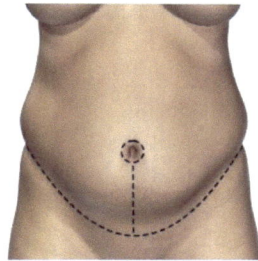

Una abdominoplastia requiere una incisión horizontal en la zona comprendida entre el ombligo y el hueso púbico. La longitud de la incisión debe ser determinado por la cantidad de de corrección necesarios para alcanzar sus metas y más específicamente la cantidad de piel que se reduzca. La incision puede ser sólo unas pocas pulgadas de longitud, puede extender de cadera a la cadera o puede extenderse más allá de la cadera para lograr óptimos resultados.

Una segunda incisión alrededor del ombligo puede ser necesario corregir el exceso de piel en el abdomen superior. A través de la incisión, debilitar los músculos abdominales se repararán, si es necesario. El exceso de grasa se puede eliminar con cirugía o técnicas de liposucción y el exceso de tejido y la piel se elimina. La incisión se cierra con suturas o clips quirúrgicos.

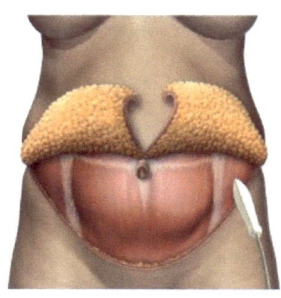

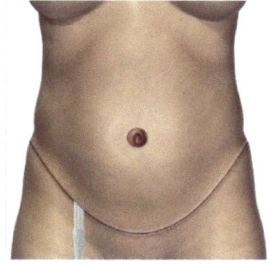

Después de su Tummy Tuck es posible que tenga pequeños tubos colocado en sus incisiones para eliminar cualquier exceso de liquido que se acumule o puede ser colocado en una faja de compression, o poner una venda elástica para reducir la inflamación.

¿Cómo trabaja la Abdominoplastia?

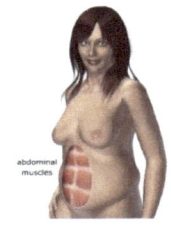

Una abdominoplastía ayuda la eliminación de la piel floja, los depósitos de grasa, y las estrías de la región abdominal. Además, los músculos abdominales verticales que han sido estirado y debilitado con el tiempo se aprietan, devolviendo la apariencia de un abdomen más firme y más plano. Procedimientos de cirugía estética de abdomen se puede realizar solo, pero

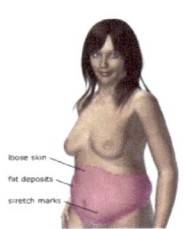

a menudo se realizan con la liposucción para mejorar aún más contornos del cuerpo. Una cirugía de abdomen no debe considerarse como un tratamiento para la obesidad, o un sustituto de una dieta adecuada y ejercicio. Individuos que deben considerar una cirugía estética de abdomen deben estar relativamente saludable y en buena forma. Embarazos y cambios sustanciales en el peso después de una cirugía estética de abdomen, así como la presencia de cicatrices de cirugías anteriores, puede disminuir la la eficacia y la longevidad de tratamiento.

1- Incisión

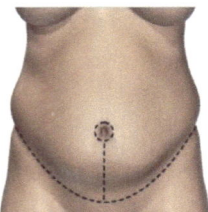

Los procedimientos de Tummy Tuck suelen requerir dos incisiones. El cirujano hará una incisión justo por encima de la zona púbica que se extiende desde un hueso de la cadera a la otra. La longitud de la incision y su forma depende de la extensión del tratamiento, así como los contornos de su cuerpo. Mientras el cirujano intentará lugar de la incisión de manera que está oculto por un traje de baño o ropa interior, es importante considerar que va a tener una cicatriz permanente. Una segunda incisión se hace generalmente alrededor del ombligo..

2- La exposición de la pared abdominal

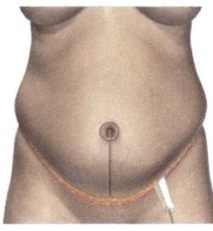

La piel y las capas de grasa que se encuentran por encima de la pared abdominal se separa de la pared usando un "cautery device." El tejido se levantada hacia arriba, hacia la caja de costillas para exponer los músculos abdominales..

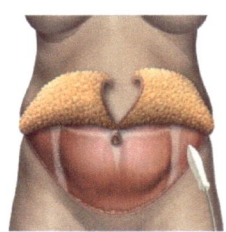

3-Tensión de los músculos abdominales

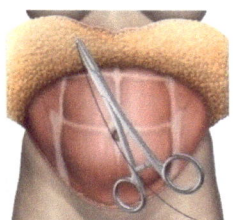

Con el fin de apretar el abdomen, el cirujano sutura los músculos abdominales, tirando de ellos más cerca entre sí, que crea un plano, firme y una pared abdominal para una cintura más delgada.

4- Sustitución de la piel y posición del ombligo

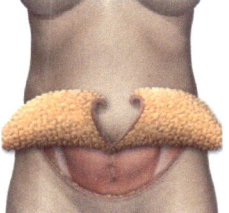

El cirujano se extenderá la capa de piel y grasa que se habían levantado muy atrás con fuerza sobre la pared abdominal. Aunque el ombligo se mantiene intacto y unido a la pared abdominal, llegará a ser cubierto por la capa de la piel cuando se tira en su lugar. Por lo tanto, el cirujano realizará una incision través de las capas de piel y grasa para crear un nuevo agujero para su ombligo. La piel y la grasa que cuelga más allá de la incisión original de ésta será retirada.

5- Cerrando la incisión

Con el fin de evitar la acumulación de fluido a medida que sana, tubos de drenaje probablemente se colocará en el abdomen, y permanecerá en su lugar por aproximadamente 3-7 días. Las incisiones se sutura y gasas y vendas se aplicará.

6-Recuperación completa de Tummy Tuck

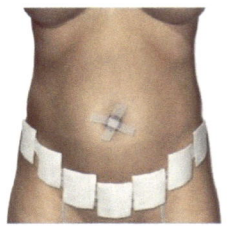

Después de la cirugía estética de abdomen, es posible que tenga que usar una prenda de compresión especial, que es similar a una faja. Esta prendas de vestir apretada ayudará a reducir la inflamación mediante la prevención excesiva acumulación de líquido, así como proporcionar la comodidad y apoyo que a medida que va curando. El tiempo requerido para el uso la prenda dependerá de la extensión de la cirugía..

En algunos casos puede que tenga que usar el cinturón por varias semanas. Como con cualquier procedimiento de cirugía mayor, es probable que experiencie dolor, moretones, e hinchazón, la mayoría de los cuales desaparecen en pocas semanas. Si bien puede no ser capaz de pararse completamente vertical, es importante que cuando empieze a caminar por períodos cortos poco después del procedimiento para facilitar el flujo sanguíneo. Los puntos de sutura se disuelven con el tiempo. Sin embargo, la disolución de puntos no se quitarán en aproximadamente una semana.

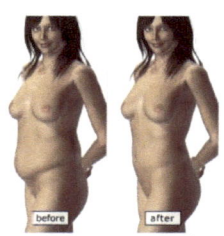

7- Resultados completos del Tummy Tuck

La mayoría de los pacientes pueden volver a trabajar en una a tres semanas. Sin embargo, puede tomar de seis a ocho semanas antes de se sienta preparada para volver a la normalidad o la actividad completa, incluido el levante pesado, elevación y el ejercicio vigoroso. Aunque tenga un cicatriz permanente, lentamente se desvanece con el tiempo. Es importante considerar que si se queda embarazada o experiencia importante aumento de peso o pérdida, el resultados de su procedimiento puede verse comprometidos. Sin embargo, con una dieta adecuada y ejercicio, los resultados de una cirugía estética de abdomen puede mantenerse durante años.

¿Quién se beneficiará de una cirugía estética de abdomen?

La gente que perdió mucho peso, que tiene piel que no se ha reformado al contorno abdominal nuevo, son los más beneficiados de una cirugía estética de abdomen. Las mujeres que han tenido niños también se beneficiarán ya que el embarazo estira la piel en le el abdomen. Una cesárea tiende a cicatrizar la pared abdominal y deja algunos pacientes con una ligera capa por encima de la cicatriz.

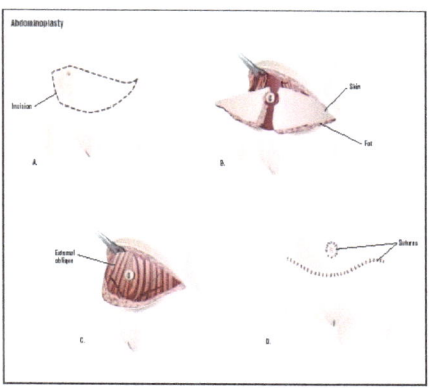

Algunas cosas a considerar cuando usted está contemplando una abdominoplastia. En primer lugar, considerar los músculos de su abdomen. Normalmente durante el embarazo los músculos del abdomen se dividen un poco. A menudo, en su período de recuperación del embarazo, en cierta medida, no siempre vuelven en su totalidad.

¿Cómo se prueba si usted tiene la condición, conocida como "diastasis del músculo recto *?"

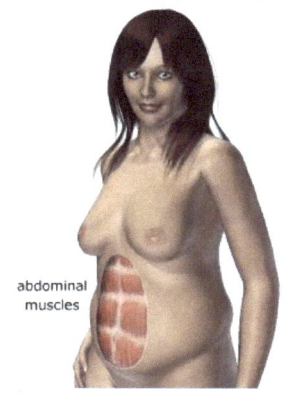

abdominal muscles

La manera de probar es acostarse con su las rodillas rectas, levante los tobillos de la cama y sienta si hay una brecha entre sus músculos, la diferencia puede estar en la parte superior alrededor del músculo de estómago o la parte inferior. Si hay una brecha que se sentirá una bolsa entre el músculo o una brecha entre el area muscular.

Este trastorno significa escisión del recto (abdominal) los músculos.

Elevación del cuerpo

Una elevación del cuerpo, también conocida como lipectomía (o Beltectomy para la espalda estiramiento del cuerpo), es un procedimiento para levantar y dar nueva forma

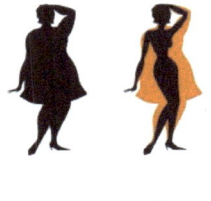
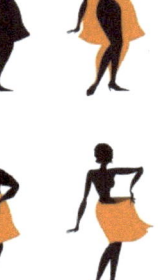

estética, los contornos caídos del cuerpo. Durante el proceso de envejecimiento y después de pérdida de peso, la piel pierde algo de elasticidad, lo que a mediados de los años pierden su forma natural y firmeza. Este procedimiento está diseñado para eliminar la piel floja y los depósitos de grasa, así, se ofrece una apariencia más juvenil. Una elevación del cuerpo puede se aplicada a la parte inferior del torso y las piernas superior, incluyendo el abdomen, cintura, interior / exterior de los muslos, las nalgas y / o las caderas. La liposucción también puede ser efectuada en relación con una estiramiento del cuerpo.

Las razones para considerar Elevación del cuerpo:

• Cambiar la forma del contorno corporal
• Corregir la piel flácida y la grasa, debido al envejecimiento o la pérdida de peso excesiva
• Remediar el aumento de peso y la piel estirada causados por embarazos múltiples

Procedimiento General
El procedimiento exacto varía con cada paciente, dependiendo del tipo de cuerpo y el resultado quirúrgico deseado. En términos generales, el procedimiento de levante corporal, epieza con una incisión que sigue a la parte superior y / o cara interna del muslo, a la cintura. En más amplia cirugías, la incisión va completamente alrededor de la cintura y la espalda baja.

Las adaptaciones de los glúteos y los muslos requiere una incisión en el pliegue de los glúteos. El exceso de piel se retira, seguido de los depósitos de grasa subyacente. Por último, la piel se jala y se sutura en la nueva configuración. El procedimiento completo puede durar un pocas horas. La cirugía se realiza bajo anestesia general.

El contorno corporal

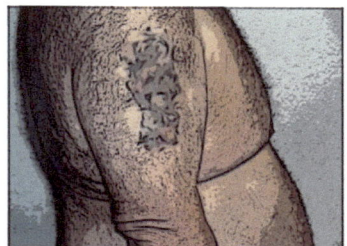

El contorno corporal después de la pérdida de peso, reduce el exceso de piel y grasa que se queda atrás de la expansión de la piel, la pérdida de grasa y la falta de tejido elasticidad, que a menudo se produce después de gran pérdida de peso. Esta piel que cede generalmente se desarrolla en torno a la cara, cuello, brazos, pecho, abdomen, las nalgas y los muslos y puede hacer que en su cuerpo aparezca irregular y deforme. Si usted han sufrido una pérdida de peso dramática, sea a través de la dieta y el ejercicio o cirugía bariátrica, y usted ya está en su peso meta, usted puede ser un buen candidato para esta cirugía y tal vez desee considerar someterse a este procedimiento.

Las mujeres que han perdido grandes cantidades de peso puede encontrar que su seno se ha aplanado y Ahora se hundió de manera significativa. El contorno corporal después de la pérdida de peso importante y es un importante fase gratificante de su progreso a una mayor proporción saludable un cuerpo y puede ayudar que para mejorar aún más su imagen corporal y autoestima..

En general, cirugía del contorno corporal después de la pérdida de peso, mejora la forma y el tono del tejido subyacente y elimina el exceso de grasa, y la piel. El resultado es una más aspecto normal con suaves contornos.

El éxito del contorno corporal, ya sea se hace para reducir, ampliar, o un levante, sera influenciada por su edad y por el tamaño, forma y el tono de la piel de la zona que se va a tratar. Algunos procedimientos de contorno dejar sólo pequeñas cicatrices visibles. Más cicatrices notables pueden surgir cuando la la extirpación quirúrgica de la grasa y la piel es necesaria para alcanzar el resultado deseado. La mayoría de los

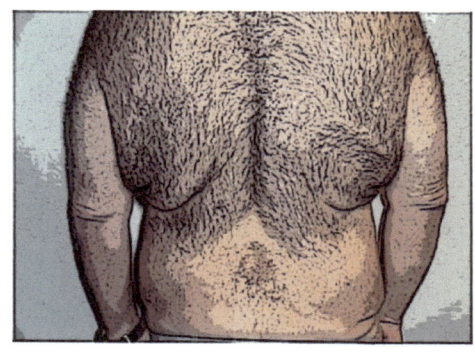

pacientes encuentran estas cicatrices aceptable y gozan de mayor confianza en sí mismos cuando se ponen un traje de baño o las ropas apropiadas.

Proceso de recuperación para Elevación del cuerpo / Contorno

En general, las instrucciones post operativas requieren mucho descanso y movimiento limitado con el fin de acelerar el proceso de cicatrización y el tiempo de recuperación. Los vendajes se aplican nmediatamente después de la cirugía para minimizar la hinchazón y brindar apoyo. Los tubos se colocan a menudo para drenar el exceso de líquidos. Las cicatrices resultantes de la incisiones son

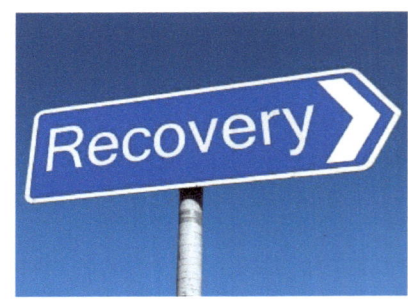

permanentes, pero son cuidadosamente colocadas de forma que se minimice la visibilidad. Los pacientes a veces se quejan de un poco de relacionados con la cirugía que se puede tratar mediante la administración de medicamento oral. El tiempo de recuperación varía según la extensión del procedimiento. Mientras que las complicaciones son raras, los pacientes pueden minimizar los problemas potenciales con cuidado, siguiendo las instrucciones que se les dan después de la cirugía..

Por favor, lea las instrucciones de nuestro capítulo sobre la recuperación de la sección "Preguntas más frecuentes" para más información.

Corsét Trunkplasty

El *Corsét Trunkplasty es un proceso de contorno corporal para los pacientes después de la pérdida de peso masiva. El procedimiento ataca areas redundantes de piel de todo el abdomen, desde el esternón hasta el la pelvis, y proporciona una estética de larga duración en la cintura.

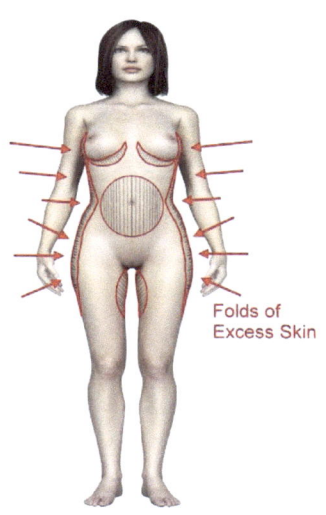

Folds of
Excess Skin

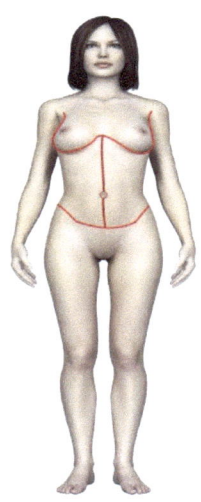

Corsét Trunkplasty es un paso un cuerpo contorneado procedimiento para la pérdida masiva de pacientes de peso. Combina un procedimiento "Fleur de lis" con una abdominoplastia inversa. Esta formara dramáticamente el abdomen y elimina el exceso de la piel del abdomen, axila y las caderas. Esto le dara forma a las curvas y los pacientes que antes no lo tenían.

El Dr. Okpaku es uno de los pocos cirujanos en el país activamente haciendo este procedimiento, además de otros procedientos de cirugía de pérdida de peso. Esta es una cirugía ambulatoria.

Levante del Tren Inferior

Un levante del tren inferior combina la escultura Abdominoplastia Tummy Tuck del estómago, con Levantamiento de muslos y glúteos para esculpir el cuerpo entero en una banda alrededor de la cintura o un Cinturón Lipectomía.

El exceso de piel y la grasa se eliminan, el músculo de la pared del estómago se aprieta, y el la fascia superficial (Sistema de Suspensión (SFS)) es resuspendido. Esta red de tejido en la grasa contribuye en gran medida a mantener los tejidos elevados. El tono de este SFS es lo que da una mayor apariencia juvenil y apoyo a todo el conjunto. La liposucción es a menudo combinado con cirugía de levantamiento para perfeccionar las regiones cercanas de la grasa localizada.

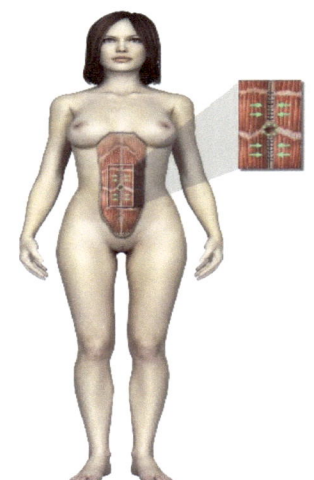

La cirugía de levante de cuerpo no es una herramienta para perder peso

Esta cirugía es una escultura de resuspensión. No es una alternativa a la pérdida de peso o una motivación. Perder peso es un trabajo duro. Usted no puede predecir de donde viene la grasa. La cirugía plástica es mejor como una herramienta de refinamiento. Una gran pérdida de peso después de un levante puede dar lugar a caídas adicionales del tejido fino.

Quitando el exceso de grasa

Además, aunque el paciente pudo haber experimentado la pérdida de peso masiva,esta pérdida de peso no podrá ser distribuida uniformemente por todo el cuerpo. Esto también depende de la paciente tipo de condiciones de la obesidad (ya sea ginoide o androide). Procedimientos de cirugía bariátrica pueden ayudar a reducir estos depósitos de grasa, ya sea por la extirpación quirúrgica, contorno del cuerpo, o lipoplastia.

Procedimiento de levante de cuerpo inferior

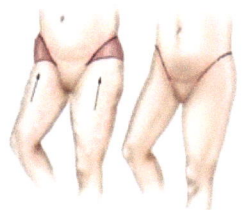 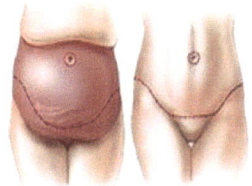 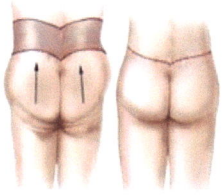

En un procedimiento, la piel floja del abdomen, muslos externos, los glúteos, las caderas y la cintura se corrige. Las incisiones se extienden completamente alrededor del cuerpo para eliminar un "cinturón" de el exceso de piel y grasa. Otro nombre común para este procedimiento es una lipectomía "cinturón".

Cuando la gente gana mucho peso por lo general depositan sus grasa alrededor de su toda la parte inferior del tronco, que involucra el frente, lados y parte trasera de partida desde justo debajo de las costillas a la región pélvica. Cuando pierden el peso terminan con pliegues de exceso de grasa y la piel que es más evidente en el frente, semejante a un delantal que colgará mas or menos. Sin embargo, el exceso de piel no es solo en el frente, con mayor frecuencia continua hacia los lados y la parte posterior de los muslos externos, en la espalda baja, y las regiones de las nalgas. Este tipo de problema se llama exceso de circunferencia.

Para tratar el exceso de circunferencia del tronco inferior en los pacientes con pérdida de peso masiva, una lipectomía cinturón se emplea a menudo. En este procedimiento, una cuña de tejido que va alrededor de la cara inferior de la parte inferior del tronco se extrae para el tratamiento de la región entera, para que la mayor cantidad de mejora se pueda alcanzar. Aunque una abdominoplastia, es un procedimiento en el que sólo la parte frontal del área ventral es reducido, se puede utilizar en algunos pacientes la pérdida de peso masiva, los resultados son a menudo menos de lo ideal, porque los lados y el trasero no se tratan adecuadamente.

Aunque este tipo de procedimientos son los más comúnmente utilizado en la pérdida de peso masiva pacientes, existen otros tres grupos que pueden beneficiarse de este tipo de cirugía:

•Las mujeres que nunca fueron obesas, pero estan 30 a 40 libras de sobrepeso y no son capaces de perder el peso

•Los pacientes que se sometieron a una liposucción con exceso de piel en el área de la parte inferior del tronco y los muslos

Procedimiento técnicas de levante corporal

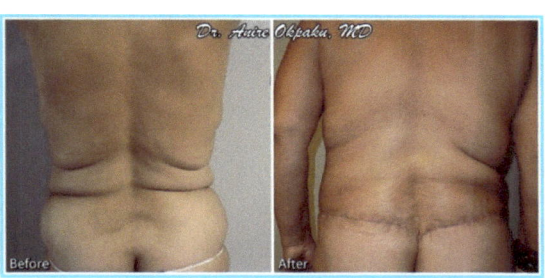

La cirugía de levante corporal consiste en extraer una cuña de la circunferencia de la tejido. En el frontal de la procedimiento consiste en extraer el delantal colgando de la piel y la grasa y el endurecimiento de las pared muscular subyacente, lo cual es muy similar a lo que se realiza en una cirugía estética de abdomen. Para quitar el exceso de tejidos en la parte trasera y los costados del paciente, tiene que estar activado en el quirófano para permitir la exposición de estas áreas. La liposucción de los muslos se realiza a menudo en el mismo tiempo. La cicatriz final tiene una forma similar a un "Bikini" para la mayoría de los cirujanos..

Proceso de Recuperación

• El paciente debe deambular (caminar) el día de la cirugía para ayudar a reducir las probabilidades de coágulos sanguíneos en las piernas
• Este procedimiento puede tardar 1-4 semanas para recuperarse
• Algunos cirujanos prefieren utilizar fajas de compresión
• La mayoría de los pacientes pueden ser instruidos para caminar doblado por la cintura por una semana
• Por lo general, los pacientes tendrán tubos de plástico que drenan la sangre y los fluidos corporales, de las áreas que fueron operados. Estos se quedarán en el lugar de una cantidad variable de tiempo, desde unos pocos días o semanas
• Los resultados finales pueden no ser aparentes hasta que todo se haya resuelto la inflamación que puede llevar hasta un año para este tipo de procedimiento

La cirugía después de la pérdida masiva de peso debe ser pensado como una operación compleja y un evento importante de la vida. Posibles riesgos y complicaciones pueden incluir:

• Desangre, infección

• Moderado a alto potencial de procedimientos revisoras

• Cicatrices poco atractivas

• El seroma, que son colecciones de líquido que pueden surgir después de la cirugía a lo largo del area operativa

• Separación de la incisión, debido a la tensión creada por sacar la cuña de tejido

• Potencial para la formación de coágulos sanguíneos en las piernas (trombosis venosa profunda) que pueden viajar a los pulmones(Embolia pulmonar)

• Dificultad en la cicatrización de los bordes de la incisión en conjunto

• Muerte

ENFOQUE - Dr. Okpaku's Total Body Lift™

Dr. Okpaku realiza un novedoso, nuevo procedimiento que en gran medida ayuda a acelerar la recuperación del paciente de pérdida de peso y su apariencia. Actualmente, pacientes que han perdido 100-200 libras de peso, o a veces más, se someten a tres y hasta cinco cirugías para eliminar la flacidez de la piel en exceso. Algunos pacientes pueden tener más de 30-50 libras de piel extirpada durante estas cirugías. Algunos médicos fueron capaces de reducir el número de cirugías a 2-3 mientras que todavía requieren procedimientos múltiples. cirugías tradicionales pueden tomar hasta 8 horas o más por procedimiento.

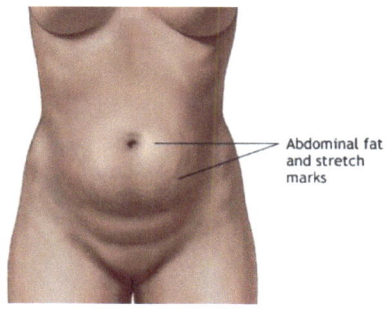

Abdominal fat and stretch marks

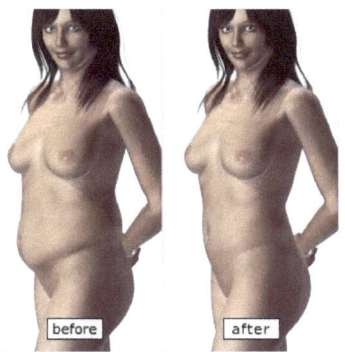

before after

Uno de los procedimientos utilizados actualmente se llama Corsét Trunkplasty. Las ventajas de esta cirugía es Que achica la cintura mejor que la La abdominoplastia tradicional (dirección horizontal). También reduce el tejido redundante de debajo de la región de la axila (axila / rollo bra). Esto le da al paciente un aspecto mucho mejor en la cintura, flancos y parte inferior del pecho área de la axila que el tipo tradicional de cirugías.

Un levante corporal tradicional requiere muchas cirugías porque la zona posterior (trasera) no se hace al mismo tiempo y por lo general toma entre 6 a 8 horas para completar. El levante de muslos, levante el brazo, la reducción mamaria o levantamiento de senos también se hace comúnmente en cirugías separadas.

En cambio, el **Okpaku Total Body Lift ™** combina cuatro diferentes procedimientos quirúrgicos en un periodo de tiempo mucho más corto..

Acerca del Okpaku Total Body Lift™

Esto combina los siguientes procedimientos: Fleur de lis abdominoplastia, abdominoplastia invertida(** flor de lis), resection axilares y beltectomy. Al combinar los cuatro procedimientos tomamos el procedimiento de Corsét Trunkplasty y lo avanzamos aún más. Esto también se hace en un período de tiempo mas corto que los procedimientos habituales. Hacer el procedimiento en menos tiempo disminuye complicaciones frecuentes en este tipo de cirugía.

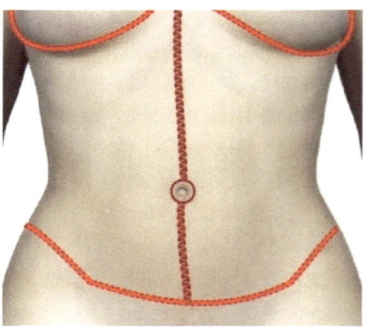

Dr. Okpaku utiliza la tecnología de el **"Bisturí Armónico ™"** para todos los procedimientos de levante corporal. El Bisturí armónico™ ayuda a reducir dramáticamente el tiempo de curación. Esta nueva herramienta ayuda a reducir las formaciones de seroma y la necesidad de drenajes (que son el líder de quejas después de la cirugía bariátrica). Los pacientes también tienden a tener menos dolor intenso después de usar los instrumentos armónicos.

**El tipo T invertida o la flor de lis abdominoplastia es adecuada para los pacientes de pérdida de peso masiva con la linea media cicatrices abdominales o hernias. La cirugía de bypass gástrico abierto a menudo resulta en grandes hernias ventrales que necesitan reparación. Reparación de Dermolipectomia y hernia con o sin malla se puede hacer de forma simultánea..

La cirugía es una cirugía ambulatoria, por lo que el paciente estará caminando y comiendo y en el hogar el mismo día de la cirugía. Los drenajes se retirarán en aproximadamente una semana después cirugía. El paciente puede volver a trabajar generalmente en una semana a 10 días. Tradicionalmente estos métodos por lo general requieren 2 semanas fuera del trabajo y los desagües podrían durar un mes, por lo que al paciente le es más fácil pagar por la cirugía debido a la disminución del tiempo fuera del trabajo ya la disminución de gastos de la cirugía.

"El levantamiento de muslos y medial braquioplastia generalmente se realizan en una operación independiente. Un levante facial y / o el pecho reducción o mastopexia + / - el aumento del pecho se puede realizar al mismo tiempo, el Okpaku Total Lift ™ es realizado, debido al uso eficiente del tiempo de quirófano. En vez de tomar 3-5 cirugías que muchos cirujanos suelen realizar, el paciente termina generalmente después de 1-2 cirugías. Esto significa menos tiempo fuera del trabajo, menos costos financieros y menos cirugías de los pacientes. Para cerrar, el Okpaku Total Body Lift ™ tiene muchas ventajas sobre el procesos tradicionales de cirugía para perdida de peso. Es una cirugía más segura, proporciona una forma mejor, más rápida recuperación, menos tiempo fuera del trabajo, menos gastos y procedimientos quirúrgicos menos que el método tradicional. "

– Dr. Anire Okpaku, MD, FACS

Reduciendo al mínimo las cicatrices

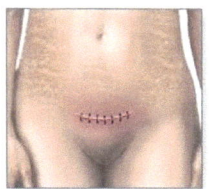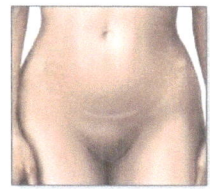

Siempre que la piel se corta, habra cicatrices. Algo tan simple como desgarrarse la rodilla puede dar lugar a una cicatriz. Lo mismo puede decirse de las cirugías cosméticas, haciendo una incisión en la piel, que típicamente requiere el corte a través de todas las capas de la piel, puede dejar cicatrices, sin importar en qué parte del cuerpo se realiza la cirugía. Por otra parte, si actualmente estás sobrepeso, puede estar en mayor riesgo de cicatrización. ¿Por qué? La grasa bajo su piel puede volverse en contra de nuestros mejores esfuerzos para cerrar la incisión sin problemas. Por supuesto, la cirugía realizada por un cirujano experto resultan en menor cicatrización, pero muchas veces la habilidad del cirujano tiene sólo un efecto pequeño en la cantidad de daño que sucede. Un cirujano presta mucha atención a las incisiones de una manera que minimiza la cicatrización tanto como sea posible.

Tenga en cuenta que hay otros factores fuera del control del cirujano que determinan la cantidad de cicatriz.

Factores de riesgo de cicatrización:

•**Edad**: A medida que envejecemos, nuestra piel se vuelve menos elástica y se hace más delgada. Es ya que el colágeno (que hace que la piel elástica) cambia a medida que envejecemos, y la grasa capa por debajo de nuestra piel se vuelve más delgada. El resultado de estos cambios, junto con la exposición al sol, fumar, la exposición al medio ambiente y su estilo de vida, hace que la piel no se cure tan bien ni tan rápido a medida que envejecemos. El beneficio de la edad es que las imperfecciones que se producen con el tiempo, como el daño del Sol, trabajan para ayudar a ocultar las cicatrices que podrían ser más evidentes en la piel joven.

•**Raza**: Algunas razas son más propensas a la cicatriz que otros. Las personas de piel más oscura probable que formen hipertrófica, o cicatrices queloides, que son un crecimiento excesivo del tejido de cicatriz en el area de una lesión. La gente mas blanca justa pueden encontrar que sus cicatrices son más evidente de lo que serían con una tez más oscura.

•**Tendencia hereditaria a cicatrizar**: Si tus padres o hermanos tienden a cicatrizar en gran medida, es probable que usted haga lo mismo. Si usted tiene una tendencia familiar a cicatrizar mal, usted debe discutir esto con su cirujano.

•**El tamaño y la profundidad de la incisión**: Una gran incisión es mucho más probable que deje un la cicatriz de una incisión pequeña. Cuanto más profundo y más largo de la incisión, mayor será el proceso de recuperación va a tomar y cuanto mayor es la oportunidad de marcar con una cicatriz. Una mayor incisión puede estar expuesta a más estrés a medida que se mueven, que puede causar más lento curación.

•**La rapidez con que la piel sana**: Usted puede ser uno de los genéticamente bendecidos,personas que parecen sanar mágicamente, rápida y fácilmente con una mínima cicatrización o puede ser diabético y la piel tiende a cicatrizar lentamente. La rapidez con que se cure es una cosa personal y puede cambiar con una enfermedad o lesión.

Preparación para la cirugía: Algunos pasos son simples, como siguiendo las instrucciones del Dr. Okpaku le da a la letra, sin embargo, otros como el dejar de fumar requiere un esfuerzo mayor.

•**Fumar:** No sólo el hábito de fumar aumenta el riesgo de cicatrices, sino que también puede disminuir su curación. Fumar es un factor de riesgo significativo y muchos cirujanos plásticos no operan a un paciente si él / ella no deja de fumar COMPLETAMENTE antes de la cirugía

•**Beber:** El alcohol deshidrata el cuerpo y la piel, lo que reduce su estado general de salud. Mientras que la herida está sanando, evite el alcohol y deje las bebidas con cafeína

•**Nutrición:** Comer una dieta equilibrada con un énfasis en la proteínas. Proteína constituye los cimientos de la piel de curación, así que es esencial para proporcionar a su cuerpo con cantidades adecuadas de proteína (pollo, cerdo, pescado, mariscos, carne de res, productos lácteos) para permitir que su piel se cure. Si no te gusta comer carne, productos de soja proporcionan una excelente alternativa como fuente de proteína magra

•**Hidratación**: La deshidratación ocurre cuando usted no está tomando suficientes líquidos. En los casos graves, esto puede causar desequilibrios electrolíticos y las cuestiones del corazón. En menos los casos graves, se sentirá sed y su salud en general disminuirá. Mantenerse bien hidratado (Consejo: Si está bien hidratado, la orina será casi incolora o de color claro) le ayudará a mantener su sanidad va en la derecha dirección.

•**limiten el movimiento o la tensión en la cicatriz**: Esto es especialmente valioso en las primeras 6 semanas. Los lugares comunes de la tensión incluyen las rodillas, la espalda y el cuello.

•**Evite el sol / rayos UV**: Este pigmento tiende cancelar cicatrices de maduración. Proteja con SPF 15 o más durante al menos 1 año después de la cirugía

•**Crema antibiótica**: (como Neosporin, bacitracina, antibiótico triple) - Los estudios han demostrado que la pomada de cura en ambiente húmedo es más rápido y resulta en una mejor cicatrices. Ungüento antibiótico ayuda a hidratar la herida con el beneficio adicional de disminuir las bacterias en las heridas sucias. pomada antibiótica es beneficioso cuando una herida en no completamente curada (lesión a la abrasión, corte, raspa, recientemente cerrado la incisión). Esto se recomienda en las primeras 24-48 hora de una reparación quirúrgica de la herida.

•**Utilice un producto de silicona**: Esto ayuda a prevenir la formación de cicatrices después de la cirugía o lesiones y aplanar viejas cicatrices planteadas. Se trata de un cepillo de secado rápido-en, líquido claro. Una vez seco, es resistente al agua, casi invisibles y pueden ser cubiertos por el maquillaje. cicatriz de productos como geles de silicona y las hojas se aplana, y suaviza las cicatrices. Incluso mejora el color de ser muy rojo a una piel más como el color.

Instrucciones Pre-Operativas - Las instrucciones siguientes deben ser seguidos muy de cerca excepto cuando sea revocadas por las instrucciones específicas del procedimiento.

Dos semanas antes de la cirugía:

- NO aspirina o medicamentos que contengan aspirina *, ya que interfiere con la coagulación normal de la sangre
- NO ibuprofeno o medicamentos contienen ibuprofeno * ya que interfiere con la coagulación de la sangre.
- Por favor, DEJE DE TODOS LOS MEDICAMENTOS DE HIERBAS * ya que muchos han efectos secundarios que podrían complicar un procedimiento quirúrgico, con la coagulación inhibiendo la sangre, que afecta la presión arterial o interferir con los anestésicos.
- Por favor, DEJE TODAS las píldoras para adelgazar con receta, sin receta o hierbas como muchos pueden interferir con la anestesia y puede causar problemas cardiovasculares.
- NO megadosis de vitamina E, pero una multivitamina que contiene E está bien.
- NO FUMAR porque la nicotina reduce el flujo sanguíneo a la piel y puede causar importantes complicaciones durante la cicatrización.
- Usted puede tomar Tylenol o formas genéricas de estea droga. Estos no interfieren con la sangre coagulación o cicatrización.
- Empieza a tomar un multivitamínico todos los días y la vitamina C (1000 a 1500 mg) al día y seguir tomando a través de su recuperación. Cuanto más saludable se encuentre, más rápido su recuperación sera.

Una semana antes de la cirugía:

- No tome ni beba nada de alcohol o drogas durante una semana antes de la cirugía y una semana después de la cirugía ya que pueden interferir con la anestesia y afectan a la coagulación de la sangre.
- Si su piel lo tolera, utilice un inhibidor de jabón germinales (-jabón anti bacterial) para baño, como la marcación, de salvaguardia, o Lever 2000 por lo menos durante la semana anterior de la cirugía.
- SI reporte signos de frío, infecciones, ampollas, pústulas o que comparezca ante cirugía.
- No se deben tomar medicinas para la tos o el resfriado sin permiso.
- SI arregle para que un adulto responsable que lo lleve y de la facilidad en el día de la cirugía, ya que no se le permite salir por su cuenta.
- SI arregle para que un individuo responsable pase las primeras 24 horas contigo, ya que usted NO PUEDE estar solo.

La noche antes de la cirugía y la mañana de la cirugía

- NO coma ni beba nada (ni siquiera agua) después de la medianoche la noche antes de su cirugía. Asimismo, ningún chicle, caramelos, pastillas de menta o un café por la mañana. No esconda nada, ya que podría ponerle en peligro.
- Si usted está tomando medicamentos regularmente, por favor, hab;e de ellas con su cirujano.
- SI tome una ducha completa con su de jabón germinal la noche anterior y la mañana de la cirugía. Lávese el cabello por la mañana de la cirugía. Esto es disminuir las bacterias en la piel y por tanto disminuir el riesgo de infección.
- NO aplique lo siguiente a su piel, el cabello o la cara por la mañana: maquillaje, cremas, lociones, geles para el cabello, aerosoles, perfumes, polvos, o desodorante. El uso de cualquiera de estos productos añade bacterias a la piel y aumenta el riesgo de infección.
- Usted puede cepillar sus dientes por la mañana de la cirugía, pero no puede beber ni comer.
- No use lentes de contacto a la cirugía. Si usted usa anteojos, traigalos por si acaso.
- USE ropa holgada y cómoda que no tiene que ser puesto por encima de su cabeza. Lo mejor para vestir en casa es un botón de encima de la tapa y tire de los pantalones. Usted querrá usar sandalias planas.
- NO traer objetos de valor o joyas (anillos, aretes, cadenas, anillos del dedo del pie, metal o piercings otros relojes). Vamos a necesitar poner tape al anillo de bodas si no se lo puede quitar.
- Usted debe tener adulto que lo conduzca antes y depues de la cirugía. Tenga en cuenta que no se permitira un taxi o el autobús que lo lleve a casa después de la cirugía. Al llegar, asegúrese de que conocemos el nombre de su conductor, números de teléfono, y cómo poder llegar a ellos.
- Si no se está recuperando en su casa, es muy importante que el consultorio del médico tenga el número en el que será después de la cirugía

NOTA: tratamiento de la cicatriz (1 a 4 semanas después de la cirugía), pregunte a su médico acerca de cremas cicatrizantes y silicona láminas - Para pedidos en línea, por favor vaya a: **www.drobodies.com** y haga clic en Productos Dr.O y haga clic sobre las ayudas de recuperación

Dieta después de la cirugía:

los pacientes de cirugía bariátrica-post están puestos en un regimiento de suplementos nutricionales y medicamentos para hacerlos optimizado para la cirugía, a partir de varias semanas o meses antes de la cirugía correctiva. Nuestra dieta es nutricionalmente completa. También el ejercicio es importante para obtener el paciente en la mejor forma para la cirugía.

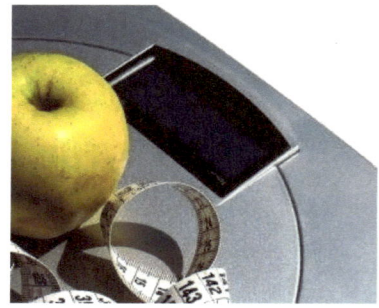

Los siguientes son direcciones del Dr. Okpaku para una dieta saludable:

1.Deshágase de todos los alimentos "junk food", alimentos pobres nutricionales y bebidas en la casa. Retiralos y nunca los vuelvan a comprar. No coma "junk food".

2.No coma productos que son de color blanco .... Es decir, el pan blanco, galletas, pasta, arroz, papas, azúcar blanco.

3.No coma almidones en una comida es decir, pan, galletas, pasta, arroz, frijoles, vegetales ricos en almidón, etc

4. NO alimentos fritos! Sólo al horno, asado, o utilizar una sartén antiadherente para cocinar con. NO agregue la mantequilla a la alimentación. Trate de no añadir ningún aceite cuando se cocinar. Si usted tiene que, de oliva o utilizar sólo aceite de canola.

5.Beba mucha agua (al menos 48 onzas). NO BEBA bebidas azúcar. Límite de la dieta sodas potable (que puede aumentar el hambre). Limite el consumo zumos de frutas (ricos en azúcares y calorías). Puede beber jugos de verduras hecho en casa . Jugo de verduras es ideal para una merienda y es baja en calorías y rellena.

6.Sírvase usted mismo porciones más pequeñas. Utilice platos más pequeños y cuencos. Las porciones de carne deben ser menores de 4-5ozs que es aproximadamente la mitad de su puño. No coma la piel de pollo y pavo, etc eEscoja las carnes con un mínimo de la grasa y cortar toda la grasa. Almidones debe limitarse a un (1 porción) o menos por comida. Usted puede comer las verduras sin almidón, todo lo que desea. Coma frutas.

7. Tenga cuidado de usar aderezos para ensaladas, salsa de tomate y condimentos. Ellos pueden tener grandes cantidades de grasa, azúcares, conservantes, etc

8.Lea las etiquetas similares, los alimentos preparados de manera diferente puede tener un enorme diferencia en calorías. NO COMA alimentos con azúcar o equivalente permitido, como, alto contenido de fructosa, jarabe de maíz, sacarosa, dextrosa, etc

9.Camine dos veces al día durante 20 minutos a un ritmo acelerado. Haga ejercicio durante 30 -40 minutos dos veces al día.

10. Beba un vaso grande de agua cada 15-20 minutos o antes de comer.

"Es necesario un compromiso para cambiar tu vida, sólo tú puedes hacerlo suceder. Recuerda, si usted se cae de la carreta vuelve sobre ella."
– Dr. Okpaku

Dr. Okpaku Preguntas y respuestas:

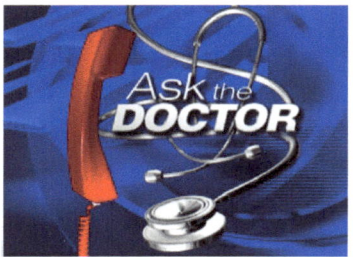 Con el advenimiento de la Internet, ahora hay una variedad de información disponible para la cirugía plástica. Además, aquí estamos para brindarle algunas preguntas comunes y respuestas a la cirugía plástica. Si tiene cualquier otra preguntas, y le gustaría contactarse con nosotros sobre el tema o quisiera hacer una cita, nos encantaría saber sobre usted.

Q: ¿Soy buen candidato para la elevación del cuerpo bajo?
R: El levante inferior del cuerpo está indicado en pacientes que eran obesos y que han perdido una significativa
cantidad de peso que conduce a exceso de circunferencia del tronco inferior. Para operar en un
los pacientes deben:
• ser médicamente estables
• se psiquiátricamente estables
• se han estabilizado su pérdida de peso (ni perder ni ganar peso)

Q: ¿Es segura la cirugía plástica?
R: Todos los procedimientos quirúrgicos se acompaña de un cierto grado de riesgo, si los procedimientos cosméticos están a favor por razones médicas. Nuestro equipo de expertos está dedicado a que tenga su operación sin problemas. Revisamos cuidadosamente la historia clínica y estado de salud actual antes de decidir si es seguro para que usted pueda continuar con la cirugía. Es importante que usted revele toda la información pertinente de manera que podamos hacer una evaluación precisa de los riesgos involucrados. Tomaremos todas las precauciones necesarias para reducir la posibilidad de cualquier complicación.

Q: ¿Cómo puedo saber si la cirugía plástica es el adecuada para mí?
R: Hay varios factores importantes que entran en juego al decidir si la la cirugía plástica es la opción correcta para usted. Uno de los factores más importantes es su salud.Estar en buen estado de salud se reduce enormemente el riesgo de complicaciones que ocurren durante cirugía y conduce a una rápida recuperación. A continuación, debe preguntarse cuáles son sus motivaciones. Las personas que tienen cirugía plástica en general, encontramos que la cirugía mejora su aspecto general y la autoestima. Usted debe tener expectativas realistas. La cirugía plástica es una ciencia y un arte, ninguno de los cuales son perfectos. Establezca metas razonables en cuanto al resultado que se desea lograr y este bien preparado para hablar de estos objetivos durante su consulta inicial.

Q: ¿Puedo tener varios procedimientos realizados al mismo tiempo?
R: Es una práctica relativamente común para un cirujano plástico el realizar múltiples procedimientos durante una operación. Esto permite al cirujano mejor "esculpir" su apariencia final. Además, después de haber realizado varios procedimientos al mismo tiempo ahorra el gasto de pagar a la sala de operaciones y los costes de la anestesia más de una vez. Sin embargo, después de haber hecho demasiado a la vez puede dar lugar a complicaciones. La decisión de tener múltiples procedimientos depende de qué procedimientos se están haciendo, la extensión de la cirugía, el tiempo de funcionamiento, y su edad / salud. En última instancia, el cirujano decide si es o no conveniente incluir más de un procedimiento en su operación.

Q: ¿Importa la edad que tengo?
R: Debido a la variedad de procedimientos disponibles en cirugía plástica, no hay regla especial de la edad aunque la edad se tendrá en cuenta al planificar su operación. Personas de todas las edades se han aprovechado de la mejora que ofrece la cirugía plástica. Es importante darse cuenta de las limitaciones de la cirugía plástica. La cirugía plástica no puede "arreglar" todas las situaciones o revertir el proceso de envejecimiento. ¿Qué es un buen procedimiento para una persona no puede ser un procedimiento adecuado para otro. Estamos comprometidos a hacer su experiencia de cirugía plástica sea un éxito.

Q: ¿Qué pasa durante mi primera consulta?

R: Durante la consulta vamos a discutir los cambios deseados y las expectativas, revisar la historia clínica y de salud actual, y hacer una evaluación a ver si el procedimiento (s) que se trata son perfectos para ti. Este es un buen momento para hacer específicas preguntas sobre el procedimiento para que esté totalmente preparado, mental y emocionalmente, para la cirugía. Vamos a discutir los resultados que pueden lograrse, con la la ayuda de fotos y / o de imágenes por computadora. Cuando una decisión final, tendrá que para firmar un consentimiento informado para demostrar que es plenamente consciente y entender lo que es ocasionados por su operación en curso, incluyendo las complicaciones potenciales y efectos secundarios.

Q: ¿Cuánto tiempo se tarda en recuperarse de la cirugía?

R: En general, las instrucciones post operatorio invitan al descanso y movimiento limitado con el fin de acelerar el proceso de curación y el tiempo de recuperación. El periodo de recuperación varía de acuerdo con cada procedimiento y es diferente para cada individuo. Los moretones por lo general desaparecen al cabo de unos días, y la inflamación se ha ido más en cuestión de semanas. Si sigue nuestras instrucciones post operatorio cuidado, usted podrá disfrutar de su actividades normales dentro de poco tiempo. Las cicatrices se desvanecen con el tiempo pero son permanentes. Nosotros nos encargamos de ocultar las cicatrices de modo que casi no se ven, en todo caso. Los efectos de la cirugía plástica se hacen más evidentes con el tiempo. Tomará tiempo para que el cuerpo se ajuste plenamente e instalarse en su nuevo look. Cuando venga para su consulta podremos discutir su período de recuperación esperado y cualquier operativo las instrucciones post en detalle.

Q: ¿Mi seguro cubre la cirugía?

R: Las compañías de seguros generalmente cubren los costos de la cirugía reconstructiva, pero no para la cirugía estética. Por ejemplo, proveedores de seguros a menudo pagan para pacientes de cáncer de mama el aumento para reconstruir un seno después de una mastectomía, reducción de mama para remediar el dolor de espalda causado por senos pesados, la cirugía de párpados para eliminar la piel flácida que la visión de bloques, cirugía de la nariz para permitir a un paciente a respirar mejor, o de abdomen cirugías para corregir la separación vertical de los músculos del abdomen se conoce como diastasis. Las compañías de seguros están obligados por ley a la reconstrucción de mama y la cirugía cualquier cosméticos necesarios para crear operaciones de simetría en cualquiera de los senos. Si su la cirugía está cubierto por un seguro, pre-certificación se requiere.

Q: Es la cirugía del brazo dolorosa?

R: El dolor postoperatorio es subjetivo y varía considerablemente de persona a persona. El promedio de los pacientes sometidos a un procedimiento de reducción de la parte superior del brazo se requerirá unos cuantos días de analgésicos orales para tratar las molestias. Durante un período de 10 días a 7 mayoría de la gente resolver la mayor parte de su dolor postoperatorio agudo.

Q: ¿Habrá cicatrización con la cirugía del brazo?

R: reducción de la parte superior del brazo implica la extirpación de la piel y hace necesario la creación de un cicatriz que se inicia cerca del codo, atraviesa a la axila, ya menudo cruza en el de la pared torácica. Cualquier cicatriz pasa por un proceso de maduración, que dura un año en completarse. La mayoría de las cicatrices son visibles, al menos inicialmente. Algunos cirujanos prefieren colocar la parte superior brazo de la reducción de la cicatriz en la cara interna del brazo para que no sea visible cuando el paciente el brazo está a su lado. Otros cirujanos prefieren colocar la cicatriz un poco más hacia atrás del brazo para que no se ve desde el frente, especialmente cuando el paciente se observa desde el frente mientras mueve el brazo.

Q: ¿Qué tipo de anestesia que se utiliza para la cirugía del brazo?

R: La mayoría de levantamiento de brazos se llevan a cabo bajo anestesia general, aunque algunos cirujanos utilizará un anestésico local, con sedación. Es importante que las instalaciones que la procedimiento se realiza en una instalación acreditada en el tipo de anestesia utilizada está permitido.

Acerca del autor

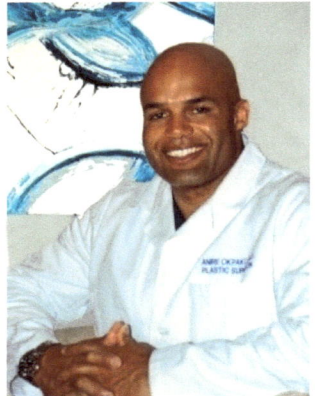

El Doctor Anire Okpaku es un cirugano plástico certificado por la Junta y Director Médico de Ocean View Plastic Surgery, atendiendo aMiami, Fort Lauderdale, la Florida y del Sur.

Se especializa en cirugía plástica cosmética..

Él es un miembro activo del Centro Médico de Bayside en el Mercy Hospital, donde realiza la mayoría de sus cirugías. También cuenta con privilegios en varios otros hospitales al Sur de la Florida.

Dr. Okpaku se graduó en la prestigiosa universidad médica de Jefferson en Filadelfia, traslado más tarde a Miami a donde completó su residencia en cirugía general en Jackson Memorial Hospital de la Universidad de Miami. Llegó a completar una Beca de Cirugia Plastica en la Universidad de Texas y del Centro de Ciencias de la Salud, en San Antonio..

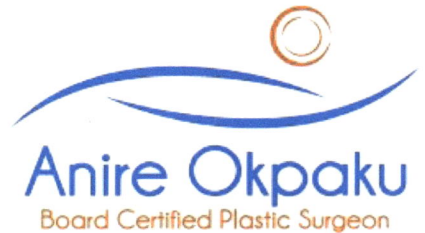

1900 Brickell Avenue
Miami, FL 33129
Telefono : (305) 856-9566
Fax : (305) 856-9567
Web : www.DroBodies.com

www.ingramcontent.com/pod-product-compliance
Lightning Source LLC
Chambersburg PA
CBHW040930180526
45159CB00002BA/683